LA MÉDECINE

EST AUSSI UNE ÉCOLE DE PHILOSOPHIE.

DISCOURS

prononcé à la Séance publique de l'Académie d'Amiens,

LE 26 AOUT 1855,

Par M. ALEXANDRE, Directeur,

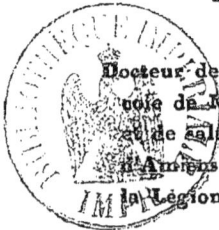

Docteur de la faculté de Médecine de Paris, Professeur à l'École de Médecine d'Amiens, membre du Conseil d'hygiène et de salubrité et Médecin des épidémies de l'arrondissement d'Amiens, membre de la Société médicale et Chevalier de la Légion-d'Honneur.

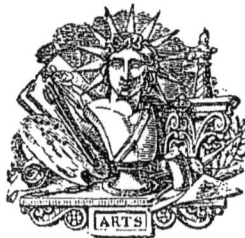

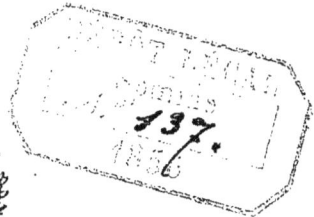

AMIENS,

IMPRIMERIE DE DUVAL ET HERMENT, PLACE PÉRICORD, N.º 3.

—

1856.

LA MÉDECINE

est aussi une École de Philosophie.

―――――――

Messieurs,

Depuis quelques années déjà que vous m'avez associé à vos intéressants travaux, j'ai vu traiter ici des questions du plus haut intérêt, soit qu'elles eussent rapport à la science, à la littérature, aux arts, au commerce, à l'agriculture ou à l'industrie. Parmi ces questions il en est qui appartiennent à la philosophie, et presque toutes celles-ci ont été développées par des médecins. C'est aussi de philosophie que je viens parler devant vous et les personnes d'élite que vous avez convoquées pour cette solennité. Mon but est de faire voir que *l'étude de la médecine, qui comprend celle des sciences naturelles, est aussi une bonne école de philosophie.*

Je n'aurai point à vous rassurer, Messieurs, non pour vous, sans aucun doute, mais pour une partie de l'auditoire qui nous honore aujourd'hui de sa présence, sur le choix d'une question dont on pourrait craindre l'austérité ou la profondeur, et qui exigerait la langue que parlaient Platon, Descartes ou Leibnitz. Non, Messieurs ; car vous savez mieux que personne que l'on peut exprimer ce qu'il y a de plus profond et tout à la fois de plus grand dans les sciences, en se servant du langage le plus simple et le plus naturel. Quant à l'austérité, nous l'éviterons en traitant notre sujet surtout au point de vue de la philosophie pratique, c'est-à-dire en parlant de choses que tout le monde peut entendre.

La plupart des questions de philosophie traitées devant l'Académie, disions nous tout-à-l'heure, l'ont été par des médecins ! C'est tout naturellement parce qu'il y a entre la science de ceux-ci et la première de nombreux points de contact. Donnons en quelques exemples.

On voit les premiers philosophes de l'antiquité faire des recherches sur les fonctions de la vie et sur les causes des maladies ; ils touchaient déjà à la médecine. Pythagore était de ce nombre ; en même temps qu'il s'occupait de physiologie, il se livrait à la pratique de l'art de guérir ; mais en se servant de préférence des remèdes externes. Empédocle, Anaxagore, Héraclite se sont aussi occupés des maladies. Hippocrate, appelé par les Abdéritains pour guérir Démocrite de la prétendue folie dont ils le croyaient atteint, le trouve disséquant des cerveaux d'animaux et cherchant à y démêler le mystère de la pensée. Aristote, fils de médecin, appartient autant à la médecine par ses études d'anatomie et d'histoire naturelle qu'il appartient à la philosophie proprement dite, par ses écrits sur la politique et la morale. Galien sut aussi mêler la médecine à la philosophie ; comme le prouveraient les titres de deux de ses ouvrages, celui-ci d'abord : *Que le meilleur médecin doit aussi être philosophe ;* et cet autre : *Que les mœurs dépendent du tempérament.* De plus, c'est après avoir appris sous de bons maîtres, la philosophie des stoïciens, puis celle de Platon, puis celle d'Aristote ; c'est après ces études que Galien s'appliqua à la médecine. Bacon a fait un petit livre qu'il intitule : *De la vie et de la mort.* Dans d'autres ouvrages il s'occupe des moyens de prolonger la vie, de maintenir entre les organes cet équilibre qui règle les idées ; chose tout aussi importante, selon lui, que les moyens moraux de l'instruction. La division que fait Bacon de la philosophie en science de Dieu, science de la nature et science de l'homme, laisse déjà entrevoir la grande

part qu'il y donne aux médecins. Descartes faisait de l'anatomie. Il espérait, comme l'avait espéré Démocrite, trouver
le secret de la pensée dans l'organisation du système ner-
veux. Ayant à parler des passions, pour développer les mouve-
ments du sang qui les accompagnent, ce philosophe se trouve
obligé d'expliquer la composition de la machine humaine.
C'est encore parce qu'il croyait à des rapports entre les obser-
vations physiologiques et l'âme, qu'il disait : « Si l'espèce
» humaine peut être perfectionnée, c'est dans la médecine
» qu'il faut en chercher les moyens. » Réaumur, Buffon,
en scrutant la nature, discutaient souvent des points de philosophie. Charles Bonnet, était un grand naturaliste, avant de
s'occuper de psychologie. Cabanis est compté parmi les philosophes comme parmi les médecins. Bichat, Pinel, Gall,
Broussais sont souvent cités dans les écrits des philosophes.
Mais nous devons placer au premier rang, parmi tous ces
noms illustres celui d'Hippocrate qui transporta, comme il
le dit lui-même, la philosophie dans la médecine et la médecine dans la philosophie ; d'Hippocrate le plus grand médecin
des temps connus, et en même temps l'un des plus grands
philosophes. Philosophe par la méthode, par la pensée et
dans l'action. Par la méthode ! car il voit déjà, et cela 2,000
ans avant Bacon, il voit que l'observation est en médecine
comme en philosophie, la route la plus sûre pour arrriver au
but, et que la conclusion la plus assurée est celle que l'on
tire d'une suffisante quantité de faits. Philosophe par la pensée ! Donnons en la preuve en citant seulement le premier de
ses aphorismes. Le voici : « *La vie est courte, l'art est long,*
» *l'occasion fugitive, l'expérience trompeuse, le jugement diffi-*
» *cile.* » Que de sagesse dans ces quelques mots sentencieux
placés au seuil de la médecine et que tout médecin médite
avant de le franchir ! quelle réserve ils commandent ! ils
renferment en eux seuls, ces simples mots, tout un livre de

réflexions ! Nous trouvons la même sagesse dans plusieurs œuvres de ce grand homme ; soit qu'il parle des choses médicales en elles-mêmes ; soit qu'il s'agisse de la philosophie de la science. S'occupe-t-il, par exemple, du praticien et des qualités qu'il doit avoir ? Il lui faut six choses, dit-il, pour être un bon médecin : des talents naturels ; une bonne éducation ; de bonnes mœurs ; avoir étudié jeune, l'amour du travail et le temps. Plus loin il développe cette proposition aphoristique par la plus heureuse comparaison de l'étude de la médecine à la culture des plantes. « Notre nature, dit ce sage, ou notre esprit naturel, c'est la terre ; les préceptes sont la semence ; commencer de bonne heure, c'est jeter la semence dans la bonne saison ; les bonnes mœurs sont comme le bon air qui nourrit la plante et la fait croître. Le travail, c'est toutes les façons qu'il faut donner à la terre pour la rendre fertile. Enfin, la longueur du temps, c'est ce qui fortifie, nourrit et mûrit toutes choses. » Que de belles citations nous pourrions emprunter encore aux œuvres d'Hippocrate ; soit que nous les prenions dans ses questions générales d'hygiène ; soit dans ses épidémies, ou dans ce qu'il dit de la décence du médecin, ou dans le serment qu'il en exige ! Il était encore, avons nous dit, philosophe dans l'action. Nous n'en rapporterons qu'un exemple, souvent cité, jamais trop redit, celui du refus des présents d'Artaxercès. Oh ! que le peintre Girodet nous l'a bien rendu, avec plus d'histoire que de poésie, ce héros, selon la nature de son beau caractère, dans une belle et digne pose, avec son front homérique, un noble visage qui ne dit pas trop mais qui dit assez ; se détournant sans affectation des richesses étalées devant lui, et les repoussant du geste comme de la parole : « Allez, dit-il aux ambassa-
» deurs du puissant roi, allez ; dites à votre maître que je suis
» assez riche, que l'honneur me défend d'accepter ses présents
» et d'aller en Asie secourir les ennemis de ma patrie. »

La philosophie et la médecine ont donc toujours été unies par une étroite parenté. Elles le sont encore aujourd'hui, comme on peut le voir par la série d'études que l'on fait suivre au jeune homme qui se destine à l'art de guérir. Il doit être préparé par les lettres, par les mathématiques, la physique, la chimie et l'histoire naturelle. C'est, muni de ces sciences qu'il apprend, le scalpel à la main, à connaître l'organisation de l'homme et les fonctions de la vie. Ces premières connaissances médicales le conduisent enfin à l'étude des dérangements matériels ou fonctionnels de l'organisme, ainsi qu'aux moyens d'y remédier.

De ce qui précède, ne vous paraît-il pas démontré, Messieurs, que le médecin, à toutes les époques, est apte à s'occuper de philosophie; de philosophie spéculative même; mais il nous paraît dans de meilleures conditions encore pour l'étude de la philosophie pratique: c'est cela surtout que nous voudrions prouver.

La philosophie pratique est celle de Socrate, philosophie morale, sociale, humaine enfin, qui s'occupe de l'âme, des passions, des vices, des vertus, et laisse de côté les théories sur les systêmes du monde et toutes les spéculations frivoles de la plupart des écoles qui avaient précédé l'école socratique. Cette philosophie ainsi bien définie, voyons si vraiment elle trouve plus d'éléments favorables à sa culture et à son développement dans la carrière médicale que dans beaucoup d'autres.

Si chaque profession imprime son cachet sur l'homme physique, au point d'y laisser des traits durables qui font facilement distinguer le laboureur du citadin, le militaire de l'homme civil, le marin de celui qui n'a jamais quitté la terre, on peut comprendre que la profession mette aussi son empreinte sur l'homme moral. L'homme moral, en effet, diffère entre le prêtre, le magistrat, le gouvernant, le com-

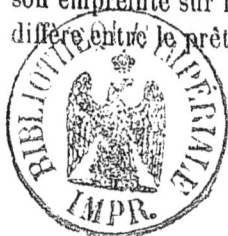

merçant et le médecin, comme entre beaucoup d'autres. Les circonstances dans lesquelles se trouve ce dernier sont assez puissantes, assez particulières surtout, pour opérer cette modification d'une manière profonde, en développant de préférence le sens philosophique. Ne trouvez-vous pas comme nous, Messieurs, ces caractères de puissance et de particularité dans la vue continuelle de l'homme souffrant, dans la fréquentation des hôpitaux, des amphithéâtres, des arsenaux de l'art où sont entassés les mille instruments et les mille remèdes qui doivent répondre, par le nombre et la variété, au nombre et à la variété de nos maux ? Ne les trouvez-vous pas encore et dans la fréquentation de ces immenses bibliothèques où, depuis des siècles, s'entassent tant de livres qui traitent de tant de maux ; et dans ces collections d'histoire naturelle et d'anatomie dont s'entoure le médecin ? Ces derniers et singuliers attributs, placés çà et là dans son cabinet, s'offrant toujours à sa vue, ne doivent-ils pas produire un peu sur lui ce que produisaient à dessein et d'une manière plus saisissante, ces anciens Egyptiens qui, au rapport de Plutarque, plaçaient un squelette dans la salle du festin ? Ils voulaient par là que les convives, même dans les élans de la fête, ne perdissent pas de vue l'idée de la mort.

La médecine, considérée au point de vue de l'exercice de l'art, ainsi que toutes les autres professions, trouve aussi son enseignement philosophique dans les difficultés de l'établissement, dans les déceptions de toutes sortes ; c'est-à-dire dans l'apprentissage et l'usage de la vie ; dans des haines non méritées ; dans les avantages obtenus parfois par le savoirfaire sur le vrai savoir ; dans des jalousies de rivaux et dans une foule d'autres misères par lesquelles nous ne voulons pas attrister vos esprits. Un mot pourtant, Messieurs, sur cette jalouse envie des rivaux que l'on a dite, mais à tort, être plus grande chez les médecins. Pourquoi donc plus grande ?

Les jalousies se rencontrent partout où il y a des hommes ; elles sont aussi vieilles que le monde , parce qu'elles sont inhérentes au cœur humain. Le potier porte envie au potier , le poète au poète, disait déjà le vieil Hésiode , qui vivait peut-être avant Homère ; c'est-à-dire huit ou neuf cents ans avant J.-C. Les Sages de la Grèce eux-mêmes, ordinairement si bien en garde contre ces mauvaises inclinations du cœur et de l'esprit, s'y laissaient quelquefois aller. Lorsque la renommée commençait à vanter Platon et que ses leçons attiraient des auditeurs de tout âge , de tout état, de tout sexe même , l'envie s'éveilla , la calomnie aussi ; l'on vit plusieurs philosophes, et pas des plus obscurs, s'élever contre lui ; tels que Xénophon , Antisthène , Diogène , Aristippe et d'autres encore.

Dans les temps modernes nous voyons des jalousies entre Newton et Leibnitz, entre Racine et Corneille, Racine et Fontenelle encore jeune , Fontenelle et Voltaire , Voltaire et Montesquieu , amis qui ne s'épargnaient pas toujours. Nous les voyons entre Buffon et Linnée, entre Bossuet et Fénelon. Bossuet et Fénelon ! Qui donc s'y serait attendu ? Deux hommes si nobles par leur caractère , si bien placés dans le monde , si éminents dans les lettres , si remarquables tout à la fois par leur religion et leur philosophie , et qui n'ont pu trouver , même dans ces deux sources de sagesse , assez de force pour résister à ces misérables impulsions ! Après de tels exemples pris dans les plus hautes régions, a-t-on lieu de s'étonner , Messieurs, de trouver cette petite passion dans toutes les classes de la société ? Non, sans doute. Sa fréquence, au contraire, la ferait regarder comme prévue, comme nécessaire dans l'harmonie du monde. Elle y est un stimulant pour bien faire , pour mieux faire que nos rivaux , et devient ainsi la cause d'un perfectionnement dont tout le monde profite. Otez cette rivalité , tout retombe dans la langueur, comme cela est, en effet trop souvent, là où elle n'existe pas. Vous le voyez, Messieurs, nous profitons ici de la leçon d'un philosophe de l'antiquité qui disait : que toute chose, dans le monde, a deux anses ; l'une qui la rend facile à porter, l'autre qui la rend difficile.

Mais, c'est surtout par les nombreux rapports que la profession du médecin établit entre lui et l'homme dans toutes les nuances sociales ; c'est à cet autre point de vue qu'elle nous paraît plus favorable au développement du sens philosophique. En effet, quel est l'objet de la profession du médecin, quelle est la matière de son art, allais-je dire ? N'est-ce pas l'homme en dernier terme ? L'homme sain comme l'homme malade, l'homme de tout âge, de toute condition, l'homme dans ses deux sexes, l'homme des villes comme l'homme des champs, l'homme dont le moral est modifié par le physique, le physique par le moral, l'homme enfin avec toutes ses qualités, tous ses défauts, toutes ses passions, dans ses variétés de races, de caractères, de tempéraments ? De quelque côté que se tourne le médecin, c'est toujours l'homme qu'il voit, c'est toujours avec lui qu'il est contact, c'est-à-dire avec l'être de la nature qui résume en lui, pour ainsi dire, toute la philosophie.

Notre thèse s'agrandit à mesure que nous avançons, Messieurs, et il est facile de voir qu'elle ne pourra être développée tout entière dans le peu de temps qui nous reste. Aussi ne donnerons nous, pour finir, que quelques exemples de cette philosophie pratique inspirée au médecin dans les circonstances particulières où il se trouve. Nous ne tracerons que quelques esquisses ; il faudrait pour faire le tableau complet, un plus grand cadre, beaucoup plus de temps et surtout un autre peintre.

L'un des premiers effets produits sur la philosophie pratique du médecin par ses études et l'exercice de son art, c'est le sentiment religieux. On le comprendra sans peine. Si l'ob-

servation commune et journalière des grands phénomènes
naturels, comme la marche régulière et majestueuse des as-
tres dans l'immensité des cieux ; la succession des nuits aux
jours ; la vue de la mer et des fleuves toujours en mouve-
ment ; les météores qui viennent à temps pour obéir à une
voix qui leur commande ; si toutes ces grandes scènes de la
nature et tant d'autres miracles éveillent toujours, inévita-
blement, dans l'âme, l'idée de Dieu, de quelle immense
puissance Dieu ne sera-t-il pas revêtu par la science ! C'est
elle qui a découvert les lois de ces grands phénomènes ; c'est
elle qui analyse, en l'admirant, l'organisation des animaux
et des végétaux. Elle voit partout cette physique, cette
chimie et ces lois vitales qui s'entendent si bien pour mar-
cher ensemble depuis l'origine du monde. Dieu géométrise
depuis le commencement des siècles, a dit fort heureusement
un philosophe (Descartes) il me semble. Oui, Messieurs,
et chacun de vous a découvert ce culte; la science porte
l'homme vers Dieu et le lui fait voir dans cette grande puissance qui abime et confond la pensée. C'est donc à tort que
l'on a dit qu'elle rendait impie ; car s'il a été quelquefois
vrai que des études seulement ébauchées, qu'une demi-
philosophie aient éloigné de la religion, il est toujours vrai
que beaucoup de philosophie, que la véritable science enfin,
y ramène.

L'homme est donc naturellement religieux ; il est sociable
aussi, et toujours selon le vœu de la nature. La sociabilité
n'a même pas besoin d'être démontrée. Elle se voit assez dans
la nombreuse diversité des goûts, des mœurs, des caractères,
des talents et des aptitudes, ainsi que dans la différence des
âges et des sexes. L'homme étant naturellement religieux et
sociable, des devoirs lui sont imposés par ces deux conditions
qui semblent étroitement liées l'une à l'autre. Devoirs envers
Dieu, envers l'homme, envers la famille, la patrie qui n'est

qu'une grande famille ; devoirs envers nous-mêmes, envers tous les êtres de la création, les animaux aussi qui, étant doués comme nous de sensibilité, et à cause des services qu'ils nous rendent, ont particulièrement droit à notre protection. Parmi ces devoirs qui, pour la plupart, sont écrits dans le cœur où la conscience les sait lire, ceux que réclame la famille, la cité, la patrie, sont parfois bien impérieux et demandent de nous de bien grands sacrifices, quelquefois même le sacrifice de la vie. Et l'homme de cœur, dans toute condition, entend cette voix et il y répond. Le soldat de profession, comme le citoyen devenu soldat au moment du danger ; le prêtre, l'administrateur, la sœur de charité dans les épidémies ; le médecin pour qui, comme on l'a dit, une épidémie meurtrière est le champ d'honneur, et tant d'autres qui, à la vue de leur semblable en péril, volent à son secours sans voir le danger pour eux-mêmes, tous savent faire peu de cas de la vie quand elle peut servir au salut des autres. C'est bien là l'homme dans sa belle et généreuse nature, et tel que nous le voyons tous les jours ! De quels efforts n'est-il donc pas capable, dans l'intérêt de la société, l'être qui sait, en tant d'occasions, offrir sa vie pour elle ; la vie qui est estimée le plus grand des biens ?

Vous avez vu, comme nous, Messieurs, que le médecin étudiant l'homme de bien près, le trouve tout naturellement religieux et sociable. Essayons maintenant de vous faire reconnaître qu'assez souvent aussi et tout naturellement encore, il le trouve philosophe. Assez souvent, disons-nous, parce que cet autre caractère ne peut être aussi général que les deux premiers, l'instinct religieux et la sociabilité. La philosophie pratique dont nous parlons ne serait donc pas seulement le partage des gens lettrés ; il ne faudrait donc pas toujours passer par la philosophie spéculative pour y arriver ? Cela est de toute vérité. Il y a dans le monde une cer-

taine classe d'hommes sans lettres, mais doués d'un tact
exquis, d'un coup-d'œil sûr, et que vous voyez, du premier
saut, dans le vrai des choses. Ce sont des hommes nés philosophes. On peut même les regarder comme formant une
secte qu'à bon droit aussi on nommerait la *philosophie du
bon sens*. Ils ne sont pas très-rares encore ces hommes si bien
doués par la nature, et ils semblent placés par elle çà et là
dans la foule comme des tuteurs pour les faibles, comme des
guides pour ceux qui cherchent leur chemin. Cette philosophie *du bon sens* est de tous les temps et de tous les lieux.
Elle est de l'école de Socrate, mais sans en provenir, car elle
existait bien avant cette dernière. Toutes deux se dévelop-
pent spontanément chez l'homme pour le conduire au bien.
Vous croiriez peu-être, Messieurs, que je suis trop généreux
en gratifiant ces hommes illettrés du nom de philosophes;
mais non; plus j'y réfléchis, plus je les trouve dignes de
cette qualification. Faites les penser avec vous sur les questions qui, à toutes les époques et chez tous les peuples, ont
occupé et le plus souvent divisé les philosophes, ils savent
du premier coup à quoi s'en tenir. Ils ne vont pas, comme
ces derniers, inventer mille théories qui se détruiront l'une
par l'autre, sur l'origine et le système du monde et sur tant
d'autres choses qu'ils savent impénétrables et dans lesquelles
ils se gardent bien de vouloir pénétrer. Ils ont compris sur-
le-champ jusqu'où il fallait aller en pensant aux plus hautes
questions de la métaphysique; et ils ont su s'arrêter juste au
point où sont revenus de bien grands esprits, après avoir
voyagé, je pourrais dire, après avoir erré à travers les systèmes. Ils rient beaucoup, ces sages de l'école *du bon sens*,
lorsque vous leur parlez de certains philosophes de profession
qui ont douté de tout, même de la douleur qu'ils ressen-
taient, en lui disant : douleur, tu n'es qu'un fantôme de
mon imagination ! Ils rient surtout de ceux qui, après avoir

nié l'existence de tout, même leur propre existence, reviennent pourtant à croire à quelque chose, mais après avoir réfléchi long-temps et être arrivés à se dire : *Je pense, donc j'existe ; et si j'existe, bien des choses encore peuvent exister comme moi !* Ils ne rient pas moins de ceux qui nient l'existence de Dieu, ou qui croient à l'existence des corps sans les âmes, ou des âmes sans les corps ici-bas, et de bien d'autres systèmes plus ou moins ridicules dont ils ont fait justice du premier coup.

Mais avec ce doute absolu et systématique d'une secte de l'antiquité que nous abandonnons à la risée de *l'école du bon sens*, il est un autre doute, beaucoup plus sage, auquel conduit encore l'étude des sciences naturelles, c'est le doute de Descartes qui conseille d'attendre du temps, la sanction qu'il donne toujours à la vérité. Par lui on évite de tomber dans les erreurs de la philosophie ancienne et moderne et des sciences qui se sont trop hâtées de conclure. Nous citerons à ce sujet ce que dit Fontenelle, d'une manière si vraie et si plaisante, dans sa dissertation sur les anciens et les modernes, à propos des opinions bizarres et contradictoires avancées par les philosophes et des systêmes plus ou moins ridicules inventés par eux. « Telle est notre condition, dit » Fontenelle, qu'il ne nous est point permis d'arriver tout » d'un coup à rien de raisonnable sur quelque matière que » ce soit ; il faut avant cela que nous nous égarions long- » temps et que nous passions par diverses sortes d'erreurs et » par divers degrès d'impertinences. Il a fallu essayer des » idées de Platon, des nombres de Pythagore, des qualités » d'Aristote, et tout cela ayant été reconnu pour faux, on a » été réduit à prendre le vrai systême. Je dis, continue Fon- » tenelle, qu'on a été réduit, car en vérité il n'en restait » plus d'autre ; et il semble qu'on s'est défendu de le prendre » aussi longtemps qu'on a pu. Nous avons l'obligation aux

» anciens d'avoir épuisé la plus grande partie des idées
» fausses qu'on se pouvait faire ; il fallait absolument payer
» à l'erreur et à l'ignorance le tribut qu'ils ont payé ; et nous
» ne devons pas manquer de reconnaissance envers ceux qui
» nous en ont acquittés. Il en va de même sur diverses ma-
» tières, où il y a je ne sais combien de sottises que nous di-
» rions si elles n'avaient pas été dites et si on ne nous les
» avait pas pour ainsi dire enlevées. Cependant il y a encore
» quelquefois des modernes qui s'en ressaisissent, peut-être
» parce qu'elles n'ont pas encore été dites autant qu'il le
» faut. » Ne donnerions nous pas, Messieurs, à ces paroles
de Fontenelle, une sorte d'actualité, si nous voulions les
appliquer à bien des choses faites depuis lui ?

C'est surtout, ajouterons nous, dans la recherche des
causes, que la philosophie se fourvoyait si souvent. Aujour-
d'hui encore nous parlons de causes que nous connaissons et
de causes que nous ne connaissons pas ! Les vraies causes
pourtant restent presque toujours ignorées. Il y a en bien des
choses un inconnu, un je ne sais quoi de divin, comme
disait encore Hippocrate, en parlant des maladies, à la con-
naissance duquel il nous faut renoncer. Est-il du reste bien
nécessaire à l'homme de savoir l'essence de ces causes ca-
chées ? A-t-il besoin de connaître la cause de l'affinité, de
l'élasticité et de la cohésion pour faire d'utiles opérations de
physique ou de chimie ? Faut-il enfin connaître le secret de
la vie pour perfectionner l'agriculture ou pour guérir les
maladies ? Non, dirons nous avec toutes ces belles sciences
qui rendent tant de services à l'homme. Mais que ces erreurs
de la philosophie par où il a fallu passer, comme le dit Fontenelle, pour arriver au vrai, font bien ressortir le beau et
le bon de la philosophie pratique dont nous parlons. Née au
cœur de l'homme, fondée sur quatre ou cinq principes d'éter-
nelle vérité qui s'y trouvent gravés par une main divine ;

augmentée par la foi révélée ou par cette foi qu'inspirent les
merveilles de la nature, cette philosophie ne vous paraît-elle
pas, comme à nous, Messieurs, et à bien des titres, digne
de nos méditations? Elle apprend aussi à la foule à se ré-
signer ; elle lui apprend ses devoirs sociaux ; elle lui inspire
la vertu de tempérance et de frugalité qui la satisfait du peu
qu'elle a et la rend heureuse dans sa condition ; elle lui fait
en même temps reconnaître et accepter sans murmurer cette
inégalité de rang, de fortune, de forces, de talents, inégalité tellement naturelle qu'elle est aussi de tous les temps et
tous les lieux, inégalité prévue par Dieu et sans laquelle la
société n'est plus possible.

Nous nous arrêterons là, Messieurs, en regrettant de
n'avoir pu que vous faire entrevoir les rapports de la médecine avec la philosophie, la philosophie pratique surtout,
celle de Socrate, philosophie morale, sociale, humaine. Nous
avons voulu faire voir que cette philosophie reconnaissait le
sentiment religieux, ainsi que la sociabilité comme naturels
au cœur de l'homme. Nous avons voulu faire reconnaître,
comme semée çà et là dans le monde, une autre philosophie,
sœur de la première, celle des gens illétrés ; philosophie de
tact, nécessaire à tout, s'associant aussi au sentiment religieux soit révélé, soit inspiré par les grands et saisissants
spectacles de la nature et pouvant aider à moraliser les
masses. Enfin nous avons voulu redire encore après Hippocrate, Bacon et Descartes, que de l'alliance de la philosophie
avec les sciences naturelles naissait le doute scientifique, ce
doute qui demande au temps la sanction qu'il ne refuse jamais à la vérité.

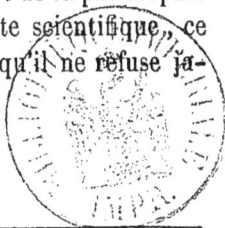

Amiens. — Imp. de Duval et Herment, place Périgord, 3.

www.ingramcontent.com/pod-product-compliance
Lightning Source LLC
Chambersburg PA
CBHW050407210326
41520CB00020B/6489